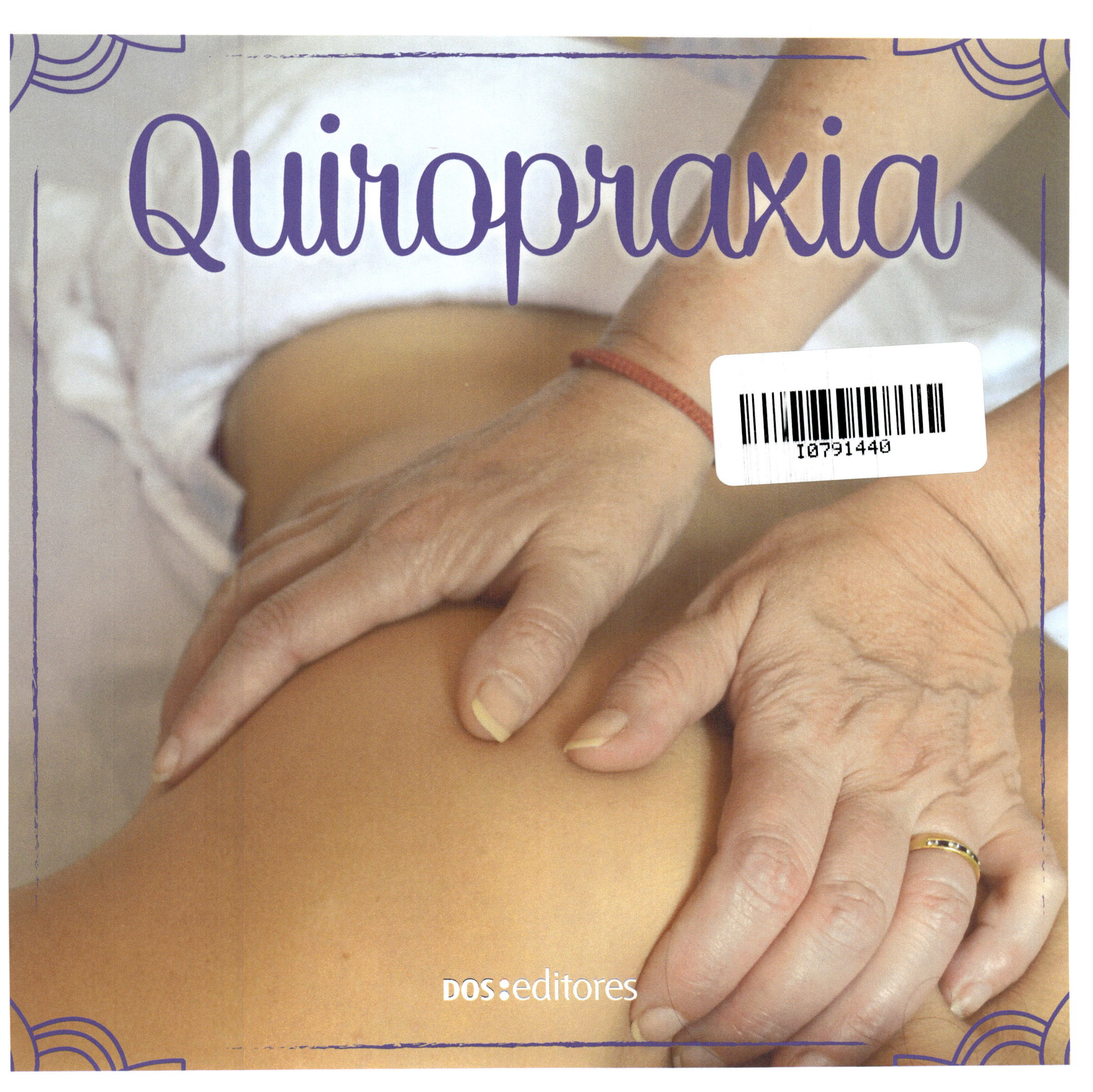

Quiropraxia
dos:editores

¿Qué es la quiropraxia?

Esta es la pregunta inicial que debemos formularnos. Para comenzar, diremos que esta disciplina comporta varias aristas, y que no es sencillo definirla en pocas palabras. Ya veremos que en el transcurso de esta obra, nos dedicaremos a explorar esta definición dada inicialmente en este primer capítulo.

Entonces, ¿qué se entiende por quiropraxia?

En principio debemos decir que la quiropraxia:

- Defiende una visión holística (o sea, integral) del organismo humano.
- Es una disciplina que busca el restablecimiento de la salud mediante la manipulación de ciertos órganos, especialmente de la columna vertebral.
- Es un método terapéutico que presenta ventajas y limitaciones.

La quiropraxia o quiropráctica es un sistema terapéutico basado en la teoría de que las enfermedades son consecuencia de un trastorno en la inervación de los tejidos, que por esto enferman. La curación de los tejidos puede obtenerse mediante manipulación de las estructuras del cuerpo, sobre todo de la columna vertebral.

Podemos, además, presentar estas otras características que definen a la disciplina o práctica de la quiropraxia:

- La quiropraxia retoma una convicción característica de numerosas corrientes médicas heterodoxas.

Zenn
Quiroparaxia - 1a ed. - Buenos Aires : Dos Tintas.
24 p.

1. Medicina Alternativa-Quiropraxia. I. Título
CDD 615.882

- Estas concepciones retomadas por la quiropraxia consideran que, la mayoría de las veces, la enfermedad es una respuesta natural del organismo a una situación anormal.

Teniendo en cuenta esto último, encontramos una forma especial de encarar la concepción de salud y enfermedad, de modo que lo que debe hacerse desde un punto de vista terapéutico en esta disciplina es tratar de mejorar los recursos espontáneos del cuerpo.

Se considera, como en muchas corrientes relacionadas con la salud, que el cuerpo mismo posee una especie de "sabiduría" biológica, que le permite conocer espontáneamente cuáles son las conductas que nos benefician. Por supuesto que esto no es consciente para nosotros, pero biológicamente lo podemos intuir. Un ejemplo de esto es que cuando nos sentimos con un malestar estomacal, sin poseer conocimientos médicos, "sabemos" cuáles son los alimentos que nos caerán bien y cuáles los que nos pueden hacer mal, pues como decimos habitualmente "el cuerpo lo pide".

Por todo esto, se considera que los recursos espontáneos del cuerpo existen y que deben ser estimulados, pues servirán a la prevención y curación de estados de malestar.

Ahora bien, ha de tenerse en cuenta que no existe parte alguna del organismo a la que no llegue una densa red de fibras nerviosas que parten del cerebro y de la médula espinal y que, constituyendo los nervios craneales y los espinales, salen del cráneo y de la columna vertebral para distribuirse por todos los compartimentos orgánicos.

Es precisamente a través de esta red que se distribuye la fuerza vital.

Así, en los traumatismos que lesionan completamente la médula espinal, toda la región hacia la cual se dirigen las fibras nerviosas que nacen en la región medular afectada no sólo experimenta un proceso de parálisis, sino incluso de irremediable atrofia.

Existen también numerosas demostraciones de que afecciones menos graves de los nervios pueden dar lugar a disfunciones de órganos y tejidos inervados por ellos. Pequeños traumatismos, defectos posturales, movimientos incoordinados, etc., pueden ser el origen de subluxaciones vertebrales. Las cuales son causa, a su vez, de microlesiones de los nervios a la altura de los orificios a través de los cuales salen los nervios de la columna vertebral. Estas microlesiones serían responsables de disfunciones y trastornos de los órganos inervados por esos nervios.

Ejercicio de la quiropraxia

El aspecto más característico del ejercicio de la quiropraxia es la corrección de las subluxaciones de los segmentos vertebrales y pélvicos mediante actuaciones específicas y predeterminadas. El objetivo de tal corrección consiste en normalizar la posición de los segmentos por cuanto respecta a sus superficies articulares y en aliviar los consiguientes trastornos de naturaleza neurológica muscular y vascular.

La subluxación vertebral consiste en una alteración de las relaciones entre dos vértebras de la columna, donde uno de estos segmentos ha perdido su movilidad normal con respecto a la vértebra superior o inferior.

Un bloqueo vertebral o un exceso de movilidad puede dar lugar a una irritación de los nervios espinales que salen entre dos vértebras a esa altura de la columna.

El sistema nervioso puede dividirse en dos partes principales (no hay que olvidar que estas partes trabajan juntas en una acción integrada y con una finalidad concreta), que son:

- El sistema nervioso central, del que forman parte el cerebro y la médula espinal, encerrada en el canal vertebral.
- El sistema nervioso autónomo o vegetativo, constituido por ganglios y nervios que salen de la médula espinal. Este sistema se conoce también como "sistema involuntario".

Consejos iniciales

Son éstos:

- Siempre, en cualquier postura, es conveniente tratar de mantener cuello y espalda alineados y planos.
- Evitar así la acentuación de la curvatura de la parte inferior de la espalda, por ejemplo flexionando las piernas
- Para quienes suelen dormir en posición supina, lo mejor es colocar una almohada pequeña bajo el cuello.
- Para quienes, en cambio, prefieren dormir sobre un costado, se aconseja usar una almohada algo mayor, que mantenga la alineación natural del cuello y la columna vertebral.
- Dormir con una almohada demasiado alta es cansador para el cuello y la espalda.
- El mismo efecto negativo es el provocado por la costumbre de dormir boca abajo, postura que origina dolor de espalda y de cabeza.
- Cuando se debe levantar un objeto muy pesado, es conveniente trabajar sobre todo la musculatura más fuerte de las piernas, con objeto de reducir el esfuerzo y prevenir distorsiones y desgarros.

Sistema nervioso y quiropraxia

Retomando lo que hemos explicado acerca del sistema nervioso, su división y sus funciones, haremos algunas precisiones.

En la medida en que rige las funciones sobre las que no ejercemos un control directo y consciente, como las del corazón, el estómago y el intestino, el sistema nervioso autónomo tiene sus propias características.

El sistema nervioso autónomo se divide, a su vez, en simpático y parasimpático.

Ambas partes se diferencian morfológicamente entre sí y son en gran parte fisiológicamente antagonistas.

El sistema nervioso simpático está conectado con el sistema nervioso central a través de los segmentos dorsales y lumbares superiores de la columna vertebral.

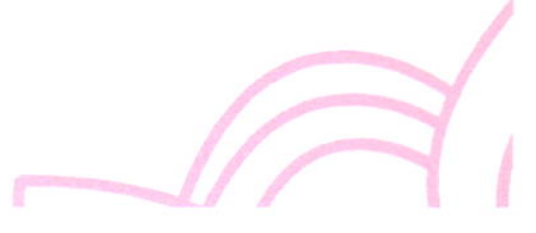

El sistema nervioso parasimpático está conectado con el sistema nervioso central a través de una serie de nervios craneales y a través de los segmentos sacros de la médula espinal.

Ambos sistemas, simpático y parasimpático, inervan numerosos órganos; en esta doble inervación, generalmente los dos sistemas son fisiológicamente antagonistas, como hemos señalado anteriormente.

Así, por ejemplo, cuando los nervios que salen entre la quinta y la sexta vértebra dorsal están irritados y envían un exceso de señales nerviosas en dirección al estómago, se genera una disminución en la producción de jugos gástricos. En consecuencia, es necesario mantener un cuidadoso equilibrio entre los impulsos del sistema simpático y parasimpático, con objeto de mantener el equilibrio fisiológico general.

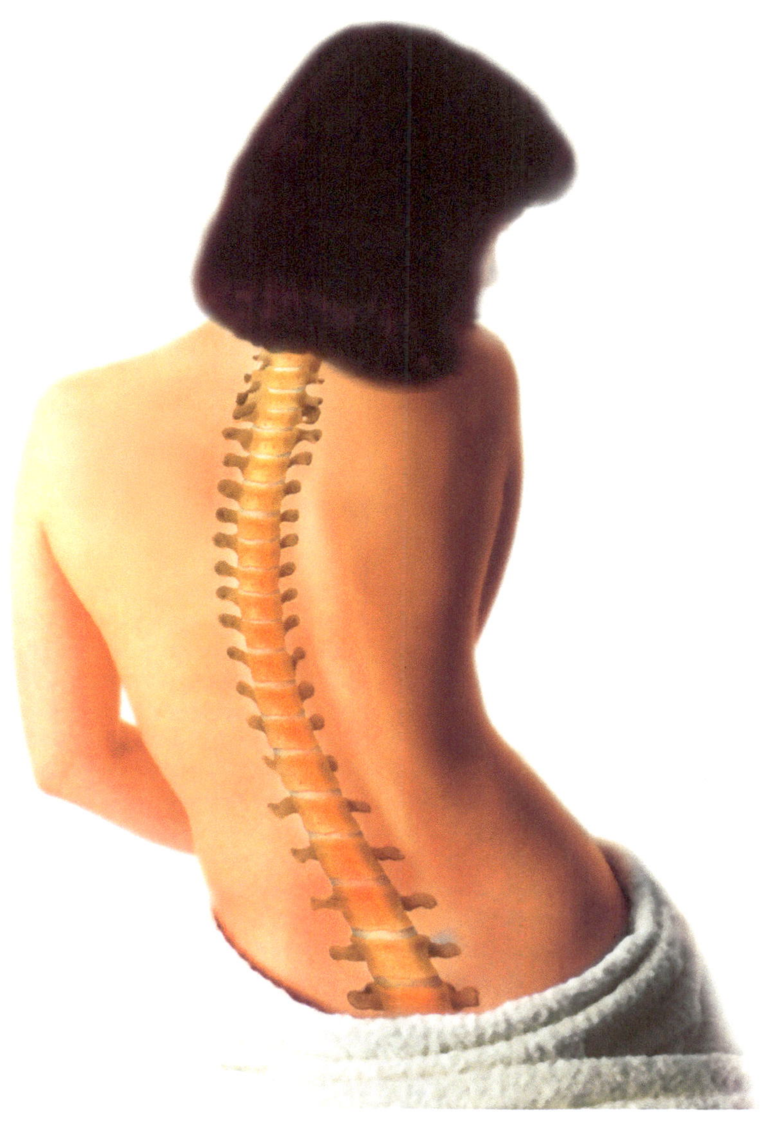

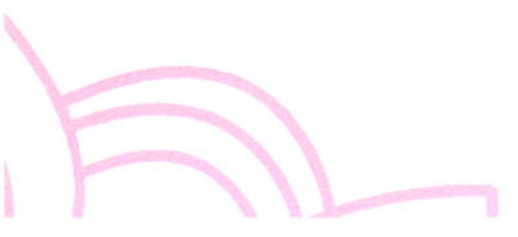

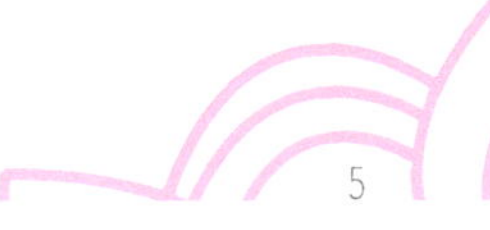

Indicaciones sobre la quiropraxia

Por lo que comenzamos a ver en el capítulo anterior, queda aclarada la razón por la que de la subluxación de una vértebra se puede deducir la existencia de una disfunción orgánica, y viceversa. Este tipo de nociones serán desarrolladas a lo largo de este volumen, y nos harán acercarnos a la idea de cuáles son los malestares y los tipos de situaciones que requieren la indicación de una terapia quiropráxica.

Las principales indicaciones de la quiropraxia son:

- los síntomas del denominado síndrome de Barré
- el dolor de cabeza
- los vértigos
- los zumbidos en los oídos
- los dolores en las regiones cervical, dorsal y lumbar
- las neuritis
- todos los problemas óseos
- los problema articulares
- los problemas musculares

En todos estos casos, hay que valorar la situación para determinar la naturaleza de la alteración y la posibilidad de corrección mediante quiropraxia.

La función del examen médico

Tras un examen básico que consiste en una exploración médica general, debe realizarse un examen completo de la columna vertebral desde el punto de vista quiropráxico.

Este examen consiste en una valoración de las actitudes posturales adoptadas por el paciente mediante exámenes radiográficos y palpación de la columna vertebral.

Ha de considerarse también cada músculo del cuerpo por separado, con objeto de poder valorar mejor el comportamiento en respuesta a requerimientos de distinta naturaleza.

Disponiendo ya de todos estos datos, se puede elegir el tipo de tratamiento aplicable.

La terapia: nociones iniciales

En general la terapia consiste, ante todo, en determinados pasos (más adelante ampliaremos esto en el desarrollo del libro):

- La manipulación tendiente a desbloquear un determinado segmento vertebral.
- A continuación, se intenta reforzar los distintos

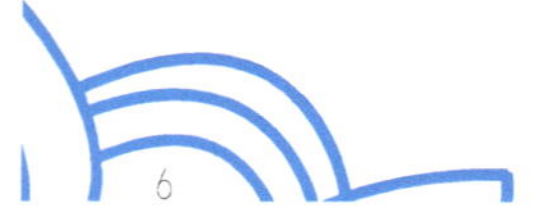

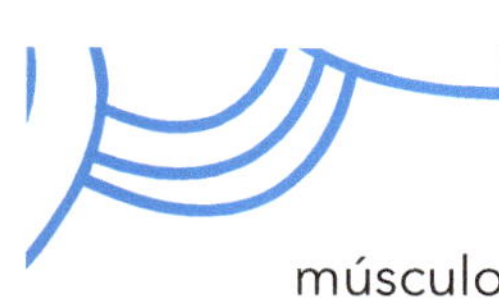

músculos mediante técnicas de kinesiología aplicada.

- Mediante una serie de maniobras que actúan básicamente reforzando el tono y la acción de determinados músculos, se corrigen las actitudes viciosas o incorrectas.

Contraindicaciones

El ajuste corrector es una maniobra que se realiza sobre la articulación vertebral (o extravertebral), ejerciendo una presión rápida y profunda. Es evidente que tales maniobras están contraindicadas sobre todo en presencia de alteraciones de la estructura ósea, que podrían verse agravadas por la aplicación de fuerza desde el exterior.

Algunas contraindicaciones son absolutas, otras relativas.

Contraindicaciones absolutas:

- en los tumores
- las metástasis
- las infecciones
- la espondiloartritis anquilosante
- las fracturas

Las contraindicaciones relativas son muy numerosas y de la habilidad del quiropractor depende que su número disminuya.

En esto, es necesario consultar al especialista, porque las contraindicaciones relativas dependen de la situación particular de cada persona.

Más sobre la quiropraxia

Como venimos explicando, la quiropraxia es una ciencia o disciplina que tiene como finalidad corregir las alteraciones mecánicas de las articulaciones vertebrales y periféricas del cuerpo. Cuando la movilidad de nuestra columna vertebral queda afectada por un traumatismo, por posturas incorrectas repetitivas, etc., se produce un bloqueo que puede provocar desde una ligera molestia, hasta una hernia discal acompañada de gran dolor si afecta al nervio.

No obstante estos problemas, que pueden ser más o menos habituales en nuestra vida cotidiana, gracias a los avances en varias áreas y a los logrados mediante la profundización de la quiropraxia, sabemos que mediante la manipulación se puede liberar la articulación de su estado de fijación. Y de esa manera producir mejoras devolviéndole el movimiento y normalizando su función.

A través de las manipulaciones quiroprácticas se pueden tratar las siguientes dolencias:

- fijaciones musculares articulares
- ligamentosas pierna corta
- debilidad muscular síndrome sacroilíaco
- síndromes discales

Quiropraxia y otros saberes

Entendemos, por los distintos conocimientos a los que se arribó recientemente, que los saberes y prácticas que contribuyen a la salud se encuentran en una posición complementaria. Es decir,

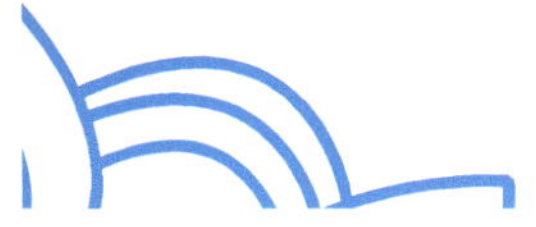
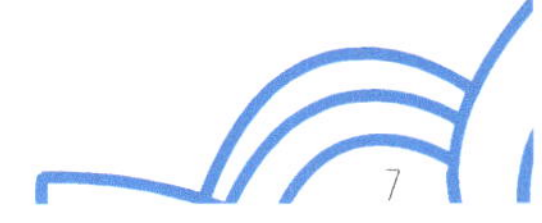

los distintos aportes no se contraponen, anulan o contraindican, sino que muchas veces constituyen una ayuda mutua.

Por supuesto que para poder comprender y distinguir cuáles son las prácticas y las terapéuticas que se complementan con la quiropraxia, y cuáles son aquellas que se contraponen o contraindican (ya hemos dicho algo sobre esto), no es conveniente dejarnos llevar por nuestro exclusivo criterio, pues por mejores intenciones que tengamos, a veces no poseemos los conocimientos técnicos necesarios para realizar esas distinciones.

Por lo tanto, es conveniente siempre consultar a un médico, un facultativo, un kinesiólogo, un quiropráctico, o cualquier profesional capacitado en esta área. Él será quien nos indique correctamente cómo complementar o desechar alguna terapéutica. Por lo general, como veremos, la quiropraxia es indicada para dolencias que muchas veces tienen su origen, o al menos tienen que ver, en cuestiones psicológicas (ansiedad, estrés, preocupaciones que producen dolores musculares, disfunciones o contracturas). Por eso, muchas veces, es importante o beneficioso que la quiropraxia vaya acompañada de prácticas que incluyen diferentes tipos de alternativas o usos relacionados con la salud. Por lo tanto, la quiropraxia se "acompaña" bien con:

- acupuntura
- aromaterapia
- terapias florales
- artes marciales
- danza
- técnicas manuales
- masaje
- musicoterapia
- alimentación con productos naturales
- terapias psicológicas complementarias
- yoga
- reiki

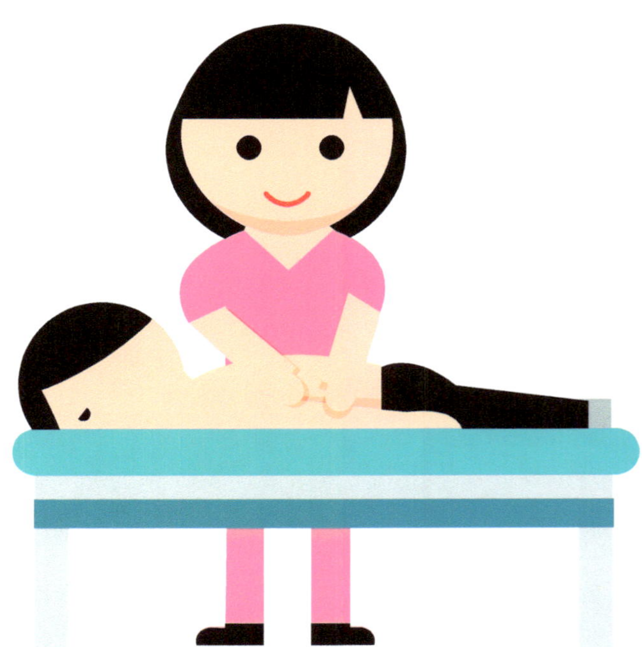

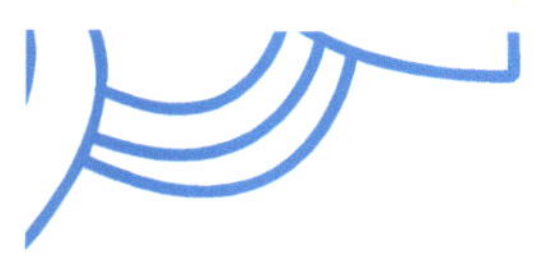
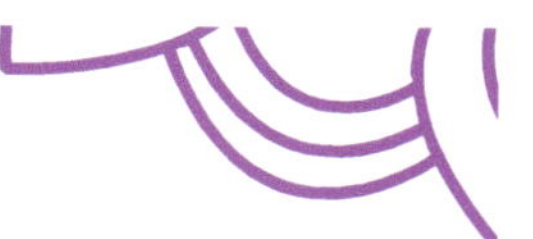

Quiropraxia y salud natural

La quiropraxia, como venimos observando, está estrechamente relacionada con una determinada concepción de la salud, que para sintetizar, podemos llamar concepción de "salud natural". Vamos a ver en qué consiste esa concepción.

La salud es el estado natural, o para decirlo mejor, el estado más probable en base a la tendencia de la propia naturaleza del ser humano, como la de cualquier sistema, al equilibrio.

La salud "bienestar" implica:

- Un estado relacionado con el grado de integridad de la propia naturaleza individual.
- Los recursos que propician su identidad en equilibrio con el entorno.
- El funcionamiento a pleno de los mecanismos de defensa y adaptación.
- La sensibilidad de cada cual en la autopercepción y en la percepción del entorno (si bien esta circunstancia puede variar con el mismo funcionamiento de los sistemas y puede además estar alterada por diferentes causas, como la propia experiencia, causas sociales, químicas, como drogas, ambientales, etc.).

Una frase simple para resumir el estado de salud es la siguiente:

"Ser uno mismo en equilibrio".

Esta frase debe pensarse desde los siguientes puntos de vista:

- biológico
- psíquico
- energético
- relacional

A su vez, esto se enlaza con la concepción del hombre como un ser bio-psico-social.

La salud representa un estado en el que destaca la ausencia de señales de alarma: una especie de silencio de las funciones orgánicas que posibilita la vida y su desarrollo en un estado de bienestar.

En definitiva, se trata de mantener la vida en equilibrio con su medio.

La forma más elemental de vida organizada es la célula. Es posible un modo elemental de vida consistente en una sola célula, como ocurre con las bacterias. De hecho, hasta después del día 13 de nuestra vida embrionaria, no hay diferenciación celular. Sin embargo, las formas de vida van haciéndose cada vez más complejas; el siguiente paso habría de ser la diferenciación y la especialización de funciones en las células. La diferenciación se lleva a cabo por medio de mensajes

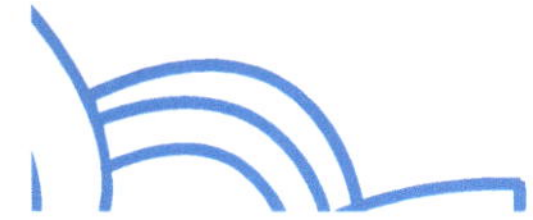

químicos, de forma que se establecen verdaderas "conversaciones" entre las células, pero con "palabras" particulares que son moléculas químicas.

Estos factores, mediadores que promueven la diferenciación, pueden ser:

- Intrínsecos (la propia célula posee la información).
- Extrínsecos (mensajes procedentes de células cercanas).

Las células se especializan en sus funciones, se organizan y se asocian para cumplir funciones específicas: son los tejidos. Así, los tejidos de las glándulas se especializan en fabricar y secretar sustancias, el tejido muscular se especializa en contraerse, el tejido óseo se hace compacto y duro para servir de estructura, etcétera.

Recordemos cuán importantes han sido estos conceptos en nuestro recorrido sobre las características y las virtudes de la disciplina quiropráctica.

Retomemos

Los tejidos vienen a organizarse en estructuras funcionales complejas: son los órganos, las vísceras, una continua evolución en las formas de vida que culmina en los vertebrados y en la especie humana en su grado mayor de complejidad organizativa con sus capacidades mentales.

Esto puede tratarse de un lenguaje técnico, complejo, pero no es más que una forma más o menos sencilla de traducir la complejidad que es el equipamiento biológico humano... Y esa complejidad posibilitó:

- el inicio de la vida organizada.
- la célula y sus funciones como soporte biológico.
- la búsqueda del equilibrio del conjunto del sistema que no es sino la consecuencia del equilibrio de sus componentes.

Pero todo parecería demasiado elemental sin la existencia de una característica, entre otras, que defina toda esta complejidad de funciones. Sin alguna de sus características toda esta organización perdería su sentido y su continuidad sin un objetivo... Toda forma de vida, desde la más elemental a la más compleja, tiene un marcado objetivo básico que la identifica como tal: ese objetivo es el desarrollo en su medio, desarrollo que supone:

- supervivencia
- equilibrio
- adaptación

La vida está siempre enlazada al medio en que se desarrolla.

La característica de la vida conduce desde su desarrollo hacia la madurez concluyendo en la caducidad. El envejecimiento es un proceso natural, en parte consecuencia de los procesos metabólicos energéticos celulares, llevados a cabo en organelas celulares como en las redes mitocondriales y en el retículo endoplasmático, con la producción de radicales libres y metabolitos residuales que causan agotamiento de las funciones y de la vitalidad. No obstante, nuevamente el lenguaje técnico no alcanzaría a explicarnos los sentimientos y misterios ligados a estos procesos.

En este libro, nuestro objetivo no será entender biológicamente la enfermedad, la vejez, el dolor

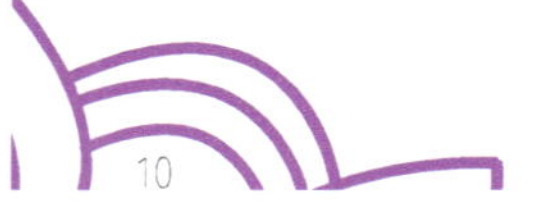

muscular, de las articulaciones, de la columna, o cualquier otro proceso; sino comprender cómo podemos aprovechar los recursos que tenemos en nuestras manos, para vivir mejor y de manera natural. Este es, recordemos, el fundamento de la quiropraxia: aprovechar y estimular la propia energía del cuerpo y sus recursos internos para favorecer los procesos curativos y de bienestar. Es decir, una reutilización de la energía y de las potencialidades que ya poseemos en nuestro cuerpo humano.

¿Cómo entender la enfermedad?

La enfermedad implica la existencia de un desequilibrio del sistema orgánico.

Muchas veces, los síntomas que observamos son:

- una manifestación de la actuación de los mecanismos de reequilibrio puestos en marcha o, al menos, parte de esa actuación.
- una prueba de la tentativa natural de curación por parte de nuestro organismo.
- una tentativa de mantener o restablecer el estado de salud, aunque indiquen frecuentemente, en mayor o menor intensidad, la alteración o el fracaso de los mecanismos naturales de reequilibrio. Estos mecanismos, por sí mismos y en un estado utópico de buena funcionalidad, deberían ser silenciosos.

Estas ideas también son compartidas por algunas teorías psicológicas, como por ejemplo el psicoanálisis, que ve en los síntomas -además de una alteración del funcionamiento mental- una tentativa de curación psíquica que conlleva incluso un beneficio secundario para el enfermo. Se trata de ver toda anomalía o crisis, como oportunidad de aprendizaje y mejora (en este caso, de la salud).

Desde esta perspectiva no siempre va a ser bueno y deseable luchar "en contra" de la enfermedad, en cuanto que esta actitud implicaría una lucha (agresión) contra la propia naturaleza o integridad de la persona. La quiropraxia, por el contrario, aprovecha los recursos del cuerpo propio y las potencialidades que brinda.

Entonces, no se trata de luchar contra la enfermedad. Por el contrario, se trata más bien de:

- luchar a favor de las fuerzas naturales de defensa de los organismos para lograr el reequilibrio.
- ayudar por tanto en la misma dirección que supone el intento de curación del organismo.

La salud y la enfermedad son dos conceptos pertenecientes a los polos del mismo continuo, que expresa una forma de estar de la naturaleza del ser humano.

En este sentido, si bien la salud y la enfermedad no son lo mismo (fácil confusión cuando se quieren confrontar los modelos médicos tradicionales), la frontera entre el estado de salud y el estado de enfermedad no es una línea tan clara como parece. Su línea divisoria es difusa, cambia con las circunstancias, y también con la cultura: algunas situaciones que son consideradas enfermedad en un determinado contexto socio-cultural, no lo son en otras culturas, y viceversa.

Desde los inicios de su historia, el hombre sufre las alteraciones que se producen en el estado deseable de "bien-estar" humano, y que constituyen el extremo de ese continuo que ocuparía el concepto de enfermedad: "el-no-estar-bien" o malestar.

La naturaleza nos ha dotado, a cada uno de nosotros, de una serie de recursos de reequilibrio, que vigilan las variaciones y alteraciones que puedan darse en nuestra salud.

Esta organización para el reequilibrio es un intento de:

- adaptarse al entorno.
- mantener la propia identidad.
- posibilitar nuestro desarrollo.

Muchos de esos mecanismos empezamos ahora a conocerlos y otros están aún desconocidos por la ciencia occidental. Son mecanismos naturales porque son propios de cada organismo, no adquiridos, aunque sí evolucionan a través de nuestra historia individual y de la especie, en una continua adaptación.

Entre esos sistemas los hay, por sus características predominantes, físicos o mentales, aunque todos ellos están lógicamente relacionados como en un coordinado sistema de reequilibrio, un complejo sistema regulador.

Entre esos mecanismos de defensa y adaptación encontramos los sistemas de acción:

- inmunológicos nerviosos.
- hormonales psicológicos.

En la cultura occidental ha habido diferentes visiones en cuanto al afrontamiento de la enfermedad. Hagamos un poco de historia.

En cuanto a la respuesta que la medicina dominante occidental, según las épocas, ha dado para mantener una vida saludable, podemos centrar cuatro momentos, como mojones que definan los cambios en las actitudes:

- Hipócrates.
- Galeno.
- Paracelso (1493-1541). Vino a poner algo de orden en el descontrol en el uso de los medicamentos y derivó hacia la idea de la indicación de cada medicamento para dolencias específicas, basando su indicación en la experiencia y en la observación.

Los principios químicos activos (1805). Se aísla el primer principio activo: la morfina. Se inicia la búsqueda de los principios activos. Para cada síntoma, para cada enfermedad se busca la molécula eficaz. Comienza el imperio de la química. Y no se tarda mucho en hacer otro gran descubrimiento: "hallar" una fórmula en algún aspecto eficaz, patentarla, explotarla... como un gran negocio. Ese fue un importante impulso para el desarrollo de la ciencia y de los tratamientos tal como los conocemos hoy. Y en gran medida..., ahí estamos.

Es, por tanto, las herederas de las ideas de Hipócrates las que vienen a poner acento en las posibilidades de la propia naturaleza del sujeto para curarse. Esto lo tratamos y lo abordamos suficientemente en nuestro libro.

La quiropraxia, así como la medicina establecida en la concepción de salud natural, se basa en:

- el conocimiento
- el respeto
- la armonización
- la regulación

- el estímulo de los medios naturales que en cada individuo se disponen para mantener el estado de salud o recomponer la salud perdida.

Además tiene en cuenta estas acciones:

- mantener acciones curativas naturales
- provocar o regular las reacciones curativas naturales, aquellas que hay dispuestas en la naturaleza de cada sujeto.

Esta es, por lo tanto, la orientación básica de la quiropraxia basada en la medicina y la salud natural. Hablamos siempre, por tanto, de individualidades: qué recursos tiene cada organismo para defenderse de las enfermedades, para reaccionar. Es decir, cuáles son los recursos y potenciales de salud con que cuenta cada persona.

Aquella vieja norma de que "no hay enfermedades, sino enfermos…" se hace necesaria en la medicina natural.

La medicina natural es una medicina de la persona más que una medicina de las enfermedades. La quiropraxia sostiene esta idea. Conocer el lenguaje de los propios sistemas adaptativos, en continuo estado de la búsqueda de equilibrio de la propia identidad y armonía con el entorno, es el inicio de la verdadera acción médica natural.

La medicina natural, y por lo tanto la disciplina quiropráctica:

- está próxima al conocimiento de los mecanismos íntimos del funcionamiento de la vida, ya sea de sistemas, tejidos o células
- no tiene nada que ver con las prácticas de magia o procedimientos esotéricos

parte del conocimiento profundo de las reacciones individuales. No deberíamos, por el contrario, identificar necesariamente medicina natural con el uso de recursos terapéuticos naturales (obtenidos de la naturaleza)

- confundir "medicinas" con "terapias"
- las medicinas tradicionales utilizan recursos naturales para el tratamiento de las enfermedades, pero la medicina natural, en sentido estricto, es compatible sólo con perspectivas que asuman el enfoque de la salud como conocimiento y respeto de los recursos naturales individuales de curación y las actuaciones en la dirección curativa de los organismos.

La quiropraxia basada en la medicina natural, entonces:

- contempla a sujeto en su totalidad
- entiende un cambio continuo
- tiene una visión única del conjunto cuerpo y mente, en interacción con el entorno
- aborda las acciones ce intervención sobre las vías más oportunas, pero considerando siempre la respuesta del sistema en su totalidad
- es una forma de plantearse la promoción de la salud
- no entra en conflicto con otras perspectivas y planteamientos
- se podría complementar con otros enfoques de intervención
- entiende que diferentes casos requieren diferentes soluciones
- ve la atención de la salud como una exigencia de contemplar a la enfermedad desde

diferentes perspectivas y de una manera global

- no se conforma con una visión parcial y monocular
- considera necesaria la adquisición de recursos terapéuticos diferentes y la utilización apropiada en cada momento de esos recursos en su mejor indicación
- tiene como prioritario el respeto a la naturaleza individual de las personas en el más alto grado posible

Posiblemente, el arte médico no consista solamente, como pensaba Voltaire (puede que con humor), en entretener al paciente mientras la naturaleza le cura, pero tampoco es inteligente el pensamiento opuesto en el extremo, al pensar que podemos ignorar a esa naturaleza que pretende curar.

No es razonable el no tener en cuenta recursos de los que estamos dotados de manera natural para restablecer nuestro estado de salud.

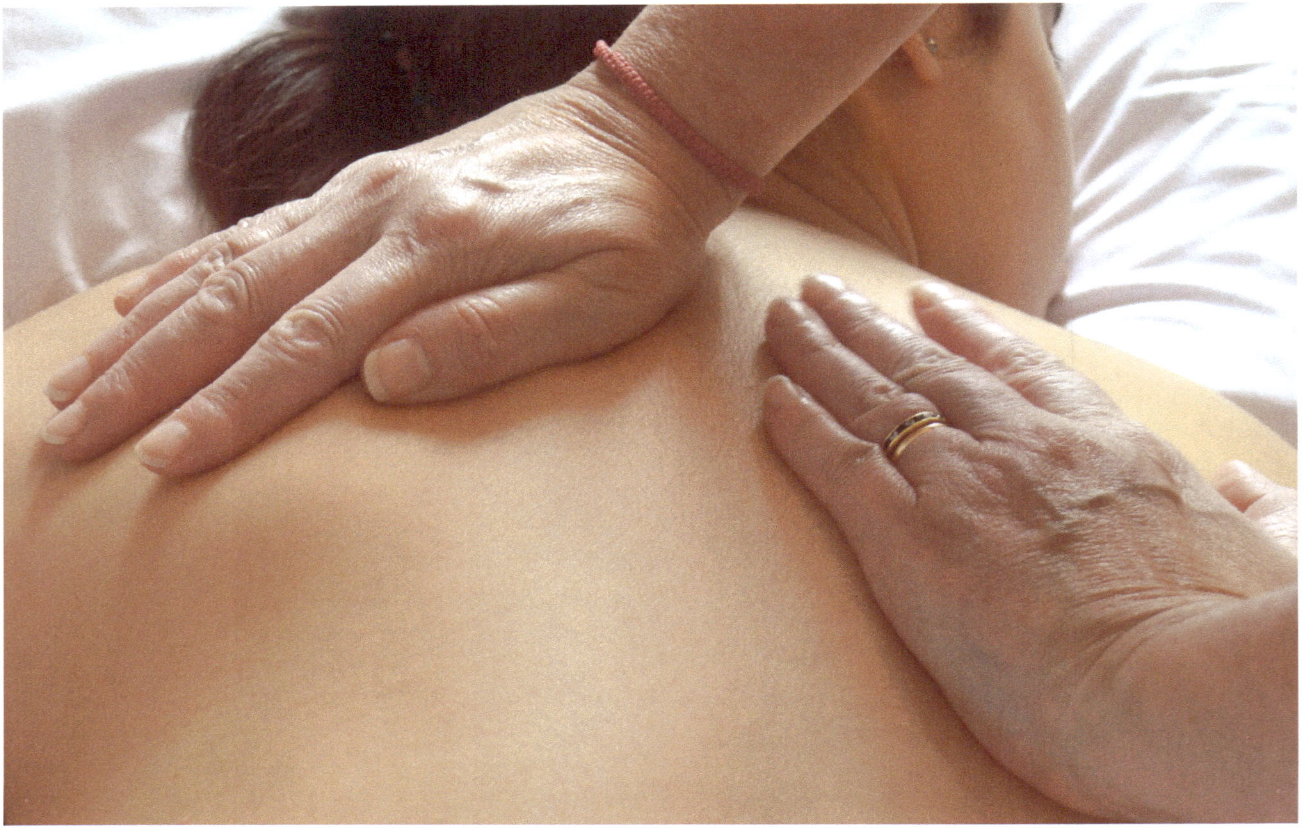

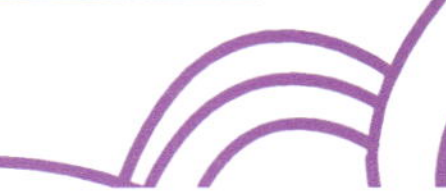

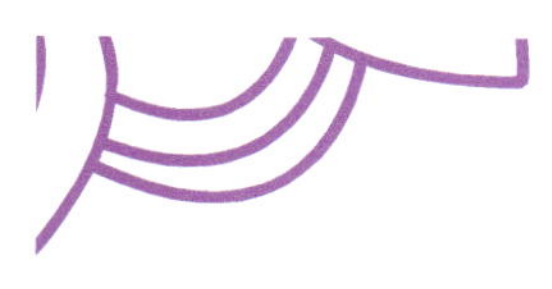
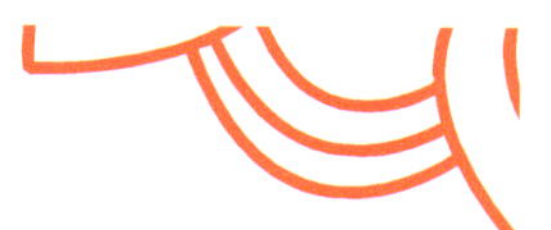

Principios de la quiropraxia

La quiropraxia se preocupa de restaurar el equilibrio biomecánico y espinal que influye en los sistemas músculo esquelético, neurológicos y vasculares del cuerpo.

El método de tratamiento principal es la manipulación de la columna vertebral para eliminar la tensión mecánica que afecta los discos de la columna, articulaciones, nervios y a la propia médula espinal.

Entonces, por lo que vemos, la columna vertebral constituye el epicentro de esta práctica que estamos describiendo.

Vamos a ver más sobre esto.

La columna vertebral

Vista desde atrás, la columna vertebral debiera ser recta. Las 24 vértebras y los discos intermedios deben estar apropiadamente alineados unos con otros. Esta estructura ósea, a diferencia de un conducto rígido, debe ser capaz de realizar movimientos suaves, mientras que los discos aportan un efecto de amortiguación. Los músculos de la espalda, al estar insertos en la columna, ofrecen apoyo, movilidad y locomoción.

De lado, la columna tiene cuatro curvas características. Esta configuración permite movilidad y apoyo, y mayor amplitud de movimientos. Para un ser vivo que está erguido sobre dos pies, es importante disponer de esta estructura capaz de atenuar las sacudidas.

La tarea del quiropráctico

La tarea del quiropráctico consiste en conservar la movilidad de la columna, su alineación, flexibilidad y descarga.

Se trata del trabajo de un especialista que domina los conceptos que venimos exponiendo, y que está capacitado para realizar estas manipulaciones de la columna, que como vemos, es una actividad en la que debe reinar el mayor cuidado, por tratarse de una zona del cuerpo muy sensible y fundamental para nuestro movimiento y nuestro bienestar.

Por eso, más allá de que el lector, que no posee los conocimientos técnicos sobre quiropraxia, pueda beneficiarse al aprender los conceptos fundamentales de esta disciplina, es importante que a su vez realice las consultas del caso con los especialistas. Es decir, los conocimientos adquiridos

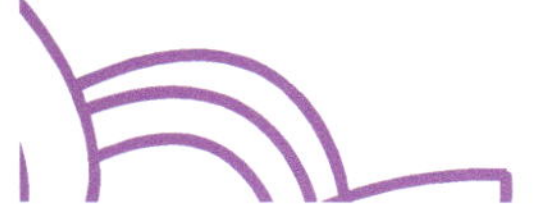
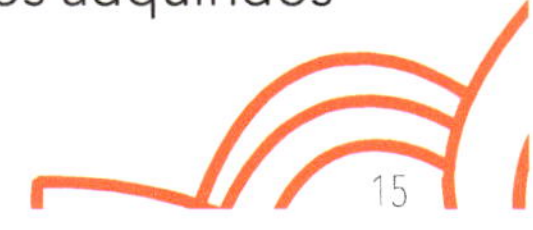

a través de distintos medios de divulgación (como por ejemplo, este libro) son útiles para tener una idea general de los beneficios de esta práctica, de sus conceptos centrales, así como también de los movimientos y posturas corporales que nos favorecen en nuestra vida cotidiana. Pero cuando se trata de encarar algún cambio más profundo (como el alivio de un dolor persistente, o la modificación de posturas o movimientos generadores de dolor o de patología y que se encuentran arraigados desde hace mucho tiempo) es fundamental que tanto la consulta, como el diagnóstico y la posterior terapéutica se desarrollen bajo las manos y el control de un profesional o un técnico capacitado.

Retomando

La quiropraxia, como hemos dicho al comienzo de este libro, defiende una visión holística del organismo humano, es decir, una visión integral. Por eso, no resulta exagerado decir que constituye algo así como una filosofía, o al menos un conjunto de ideas (no sólo una serie de prácticas físicas o mecánicas con un fin práctico y utilitario).

A su vez, recordamos que la quiropraxia busca el restablecimiento de la salud mediante la manipulación de ciertos órganos, especialmente de la columna vertebral. Y hemos destacado, por lo tanto, la importancia de la columna vertebral en este sistema de prácticas y conocimientos.

Este método terapéutico que es la quiropraxia, ya sabemos que presenta ventajas y limitaciones. Por lo tanto, es fundamental no hacer un mal uso o un uso apresurado de este tipo de conocimientos y saberes.

La quiropraxia, entonces, es varias cosas a la vez:

- un sistema terapéutico

- un conjunto de teorías basado en la idea de que las enfermedades son consecuencia de un trastorno en la inervación de los tejidos, que por esto enferman

- una idea y prácticas de curación, situación que puede obtenerse mediante manipulación de las estructuras del cuerpo, sobre todo de la columna vertebral

El principio fundamental

El principio fundamental de la quiropraxia se nutre de concepciones antiguas, puesto que hace uso de las concepciones propias de muchas de las corrientes médicas que surgieron a través de la historia. En especial nos referimos a aquellas corrientes médicas o del saber, que consideran que por lo general la enfermedad es una respuesta natural del organismo a una situación anormal. Esto ya lo hemos expresado. De modo que el concepto fundamental de la quiropraxia, ya anticipado, podría expresarse de la siguiente manera:

- lo que debe hacerse desde un punto de vista terapéutico es tratar de mejorar los recursos espontáneos del cuerpo.

No obstante, es fundamental tener en cuenta que no existe parte alguna del organismo a la que no llegue una densa red de fibras nerviosas que parten del cerebro y de la médula espinal y que, constituyendo los nervios craneales y los espinales, salen del cráneo y de la columna vertebral para distribuirse por todos los sectores del organismo. Esto lo hemos desarrollado y constituye la idea fundamental que debemos tener presente a través de nuestro acercamiento a esta disciplina tan apasionante. Precisamente a través de esta red se distribuye la llamada "fuerza vital". Así, en los traumatismos que lesionan completamente la médula espinal, toda la región hacia la cual se dirigen las fibras nerviosas que nacen en la región medular afectada no sólo experimenta un proceso de parálisis, sino incluso de irremediable atrofia. Ocurren procesos similares con numerosas afecciones menos graves de los nervios, que pueden originar disfunciones de órganos y tejidos inervados.

Habitualmente, este es el origen de pequeños traumatismos, defectos posturales, movimientos no coordinados, etc., que a su vez pueden dar lugar a subluxaciones vertebrales. Esto causa a su vez microlesiones de los nervios a la altura de los orificios a través de los cuales salen los nervios de la columna vertebral; y en una rueda de enfermedad que vemos como continua, estas microlesiones serían responsables de disfunciones y trastornos de los órganos inervados por esos nervios. Como ya hemos visto, una rueda de afecciones que debe ser frenada y a la cual se debe dar la terapéutica y el remedio adecuados.

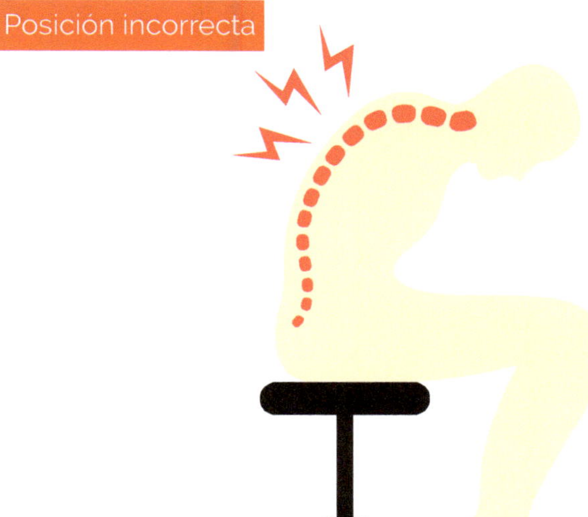

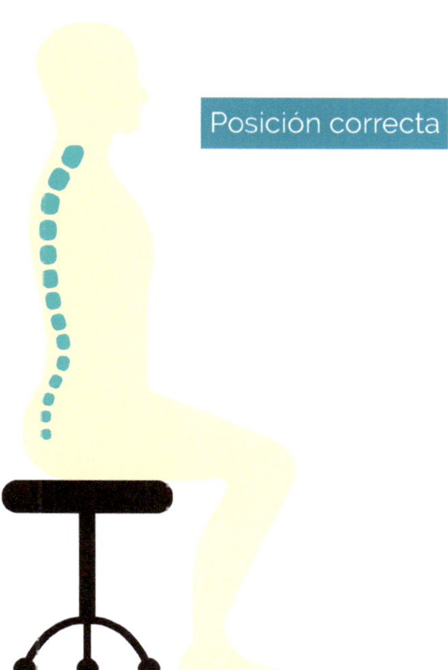

¿Dónde y cómo actúa la quiropraxia?

¿Dónde actúa la quiropraxia?

El aspecto más característico del ejercicio de la quiropraxia es la corrección de las subluxaciones de los segmentos vertebrales y pélvicos mediante actuaciones específicas y predeterminadas. El objetivo de tal corrección consiste en:

- normalizar la posición de los segmentos, por cuanto respecta a sus superficies articulares.
- aliviar los consiguientes trastornos de naturaleza neurológica, muscular y vascular.

La subluxación vertebral consiste en una alteración de las relaciones entre dos vértebras de la columna, donde uno de estos segmentos ha perdido su movilidad normal con respecto a la vértebra superior o inferior. Un bloqueo vertebral o un exceso de movilidad puede dar lugar a una irritación de los nervios espinales que salen entre dos vértebras a esa altura de la columna.

¿Cuándo es útil la quiropraxia?

Ya hemos señalado en capítulos anteriores, que la quiropraxia tiene ventajas y desventajas, es decir, en lenguaje médico, indicaciones y contraindicaciones. Las principales indicaciones de la quiropraxia son los síntomas del denominado síndrome de Barré, el dolor de cabeza, los vértigos, los zumbidos en los oídos, los dolores en las regiones cervical, dorsal y lumbar, las neuritis y todos los problemas óseos, articulares y musculares. En todos estos casos hay que valorar la situación para determinar la naturaleza de la alteración y la posibilidad de corrección mediante quiropraxia.

Pero ante todo, son necesarios, previamente, los llamados "exámenes de utilidad", formados por un examen básico que consiste en una evaluación médica general, y por un examen completo de la columna vertebral desde el punto de vista quiropráctico (compuesto por una valoración de las actitudes posturales adoptadas por el paciente mediante exámenes radiográficos y palpación de la columna vertebral).

También, como ya hemos anticipado, se debe considerar cada músculo del cuerpo por separado, con objeto de poder valorar mejor el comportamiento en respuesta a requerimientos diferentes. Disponiendo ya de todos estos datos, se puede elegir el tipo de tratamiento aplicable.

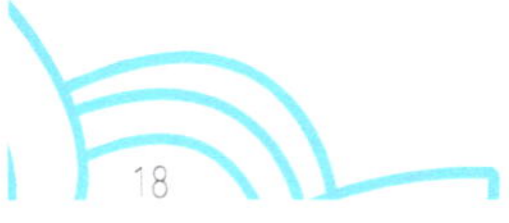
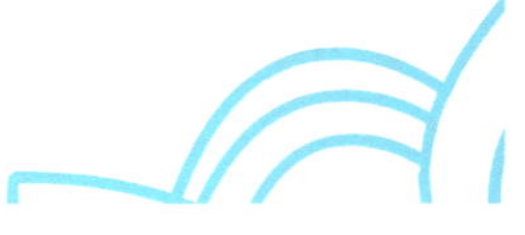

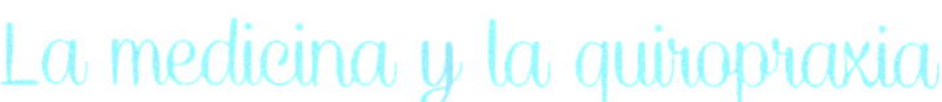

La medicina y la quiropraxia

Hoy en día los quiroprácticos colaboran frecuentemente con los médicos y aunque no pueden recetar medicamentos y no realizan intervenciones quirúrgicas, emplean muchos procedimientos médicos estándares.

La quiropraxia, una práctica que se considera una medicina alternativa y complementaria, ha recorrido un largo camino desde los días de sus fundadores, que afirmaron que la mala alineación de las vértebras de la columna era la fuente de todas las enfermedades.

Hoy en día, como hemos dicho, la cercanía entre los quiroprácticos y los médicos es mayor, su colaboración es asidua y, si bien con funciones bien diferenciadas, utilizan procedimientos en común y sus saberes se complementan.

Incluso, en algunos casos, los servicios de los quiroprácticos están cubiertos por las aseguradoras médicas, lo cual implica que en muchos contextos, se considera a la quiropraxia una práctica médica o paramédica.

La mayoría de los quiroprácticos emplean un tipo de terapia manual llamada "manipulación vertebral". Según la teoría de la quiropráctica, la mala alineación de las vértebras de la columna puede limitar la amplitud de movimientos de la columna y afectar a los nervios que salen desde la médula espinal a través de la columna. A su vez, los órganos que dependen de estos nervios pueden funcionar incorrectamente o padecer enfermedad.

Las manipulaciones quiroprácticas tienen como objetivo:

- realinear las vértebras.
- restaurar la amplitud de movimientos de la columna.
- liberar los nervios.

Además de los quiroprácticos, los médicos osteópatas y los fisioterapeutas están entrenados en la manipulación vertebral y realizan estos tratamientos. Y aunque muchos quiroprácticos mantienen la teoría de que la manipulación vertebral puede tratar muchas otras enfermedades además del dolor de espalda, a investigación científica no apoya esta idea.

La razón más frecuente para visitar un quiropráctico es el dolor de espalda. Algunos estudios indican que la manipulación vertebral puede aliviar eficazmente el dolor de espalda no complicado, especialmente si el dolor se ha presentado en las últimas 4 semanas. Sin embargo, la mayoría de los dolores de espalda agudos se resuelve sin tratamiento en 4 a 6 semanas, de manera que existen pocas evidencias de que el tratamiento quiropráctico a largo plazo sea efectivo.

Consejos antes de visitar al quiropráctico

Antes de decidirse por someterse a un tratamiento quiropráctico puede ser útil tener cuenta los siguientes consejos y recomendaciones:

- consulte con su médico para que le recomiende un especialista apropiado: quiropráctico, osteópata o fisioterapeuta.
- cuando consulte con un quiropráctico, confirme su titulación.

- asegúrese de que el quiropráctico que ha escogido le proporcione un informe para su médico, le proporcione un plan de tratamiento por escrito y permita que sus tratamientos sean observados por su médico.

- cuidado con los quiroprácticos que solicitan radiografías muy frecuentemente o que hablan de mantener el tratamiento de forma indefinida.

- cuidado con los quiroprácticos que ven en la manipulación vertebral la curación para "todo los males que usted tenga". No hay evidencia alguna que apoye esta teoría.

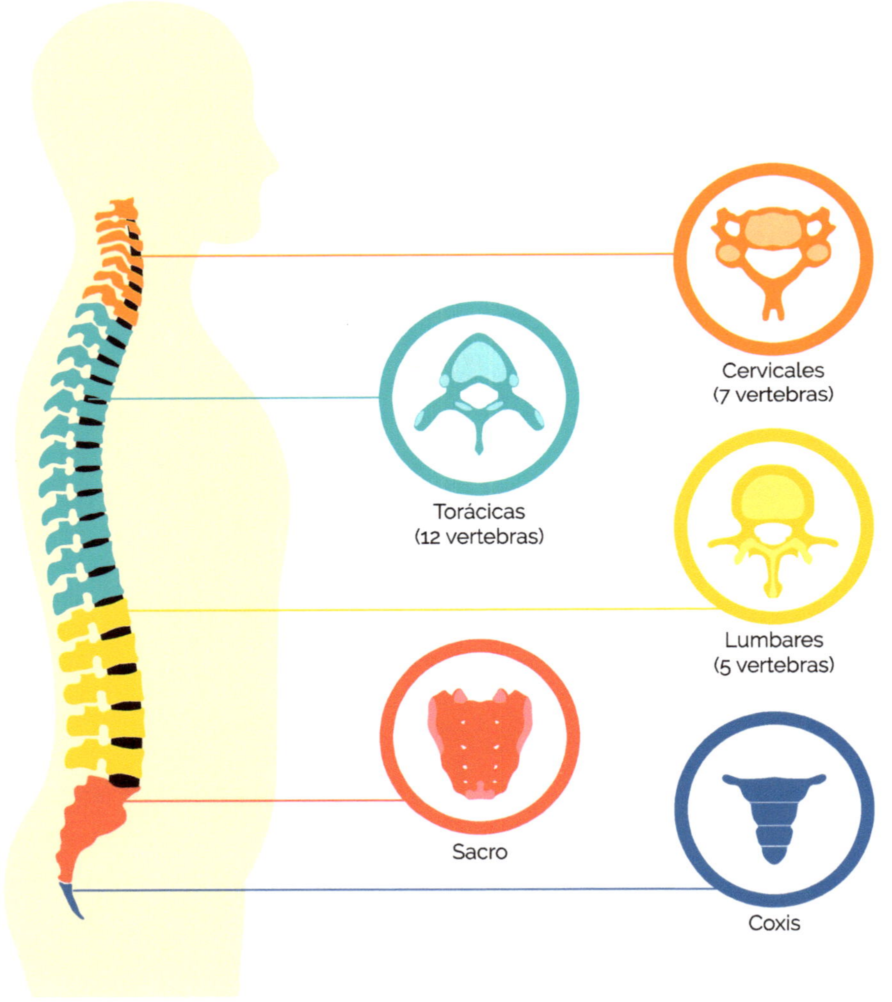

Métodos quiroprácticos

Los quiroprácticos consideran que la enfermedad, sea funcional u orgánica, implica un desorden del normal control y comunicación del sistema nervioso. Así, la capacidad del cuerpo de funcionar de manera sana depende de la libertad de los nervios para transmitir la información necesaria eficazmente.

La quiropraxia está primordialmente interesada en mantener la estabilidad de los sistemas autorreguladores del cuerpo, a fin de que los poderes recuperativos del organismo funcionen normalmente.

En el sistema de curación quiropráctico hay menos interés en intervenir en los procesos orgánicos y más énfasis en crear las circunstancias correctas que dejen que el cuerpo sane por sí mismo.

Los fisiólogos quiroprácticos usan muchas técnicas de diagnóstico, incluyendo, sin limitarse a ello, las siguientes herramientas:

- rayos X
- palpación
- test de movilidad

La metodología de la quiropraxia está creciendo desde su concepción en 1895 (nos referimos a la quiropraxia moderna, sin contar los antecedentes históricos que recorrimos en capítulos anteriores, y que si bien no eran formulados como "quiroprácticos", contenían el germen y el origen de esta disciplina).

Se practica ahora en todo el mundo y sigue ganando aceptación por la sencilla razón de que mucha gente ha visto que le es útil en casos en que la medicina convencional no lo ha sido (este argumento es sostenido, entre otros, por el Dr. H. Gutiérrez Castillo, mencionado anteriormente en nuestro libro).

Quiromasaje

Por su nombre, podemos deducir sobre la base de lo visto anteriormente, que nos referimos con el término "quiromasaje" a los masajes y las intervenciones similares hechas en la zona de la columna vertebral, sosteniendo los postulados de la disciplina quiropráctica.

Existen distintas técnicas de quiromasaje. Las más utilizadas se realizan según las necesidades de cada persona. Se trata de las técnicas de masajes sobre algún sistema orgánico, alguna zona del cuerpo, o las destinadas a atacar alguna dolencia en especial.

Entonces, incluimos masaje de o para:

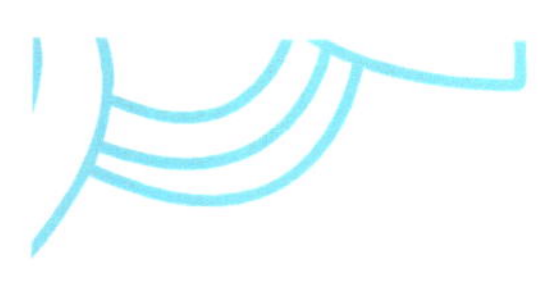
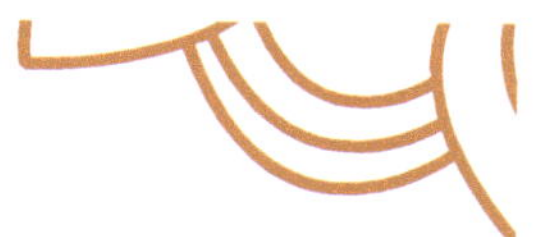
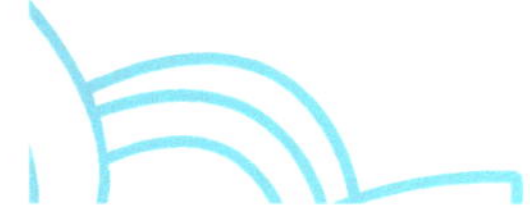

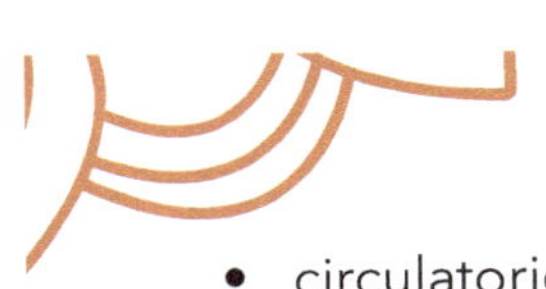

- circulatorio
- aparato locomotor
- anticelulítico
- aparato digestivo
- deportivo
- aparato respiratorio
- neurosedante
- luxaciones
- esguinces
- lumbago
- posparto
- tortícolis
- tendinitis
- dolor muscular
- reumatismo
- irradiado
- espasmo muscular
- cefálico
- cifosis
- lordosis
- escoliosis

El cuerpo espejo

El cuerpo físico es el resultado final, en su forma más densa, de un proceso que tiene su origen en la conciencia. La energía circula en nosotros y está condicionada por nuestros pensamientos, sentimientos y deseos. Un accidente, una enfermedad, un síntoma, son el resultado de un desequilibrio energético. Lo que no funciona armoniosamente en nuestra vida se refleja en nuestro cuerpo, creando bloqueos de energía. Y trastornos relacionados con la ansiedad.

Mediante el aprendizaje de técnicas podemos descubrir nuestra capacidad de dirigir la energía para restablecer el equilibrio.

Método Grinberg

Se trata de una técnica cercana a los postulados que venimos desarrollando acerca de la quiropraxia. Este método (el Grinberg) se basa en el análisis del pie, técnicas a través del pie y también en el cuerpo.

Veamos de qué se trata.

En las distintas señales y marcas que vemos en el pie, podemos detectar los síntomas que están creando un desequilibrio y tratamos de establecer cuál puede ser la causa que lo provoca. Por ejemplo, podemos ver una callosidad en la parte lateral interna del dedo gordo. Esto representa un problema en las vértebras cervicales y puede producir dolor de cabeza. Hemos detectado el síntoma (dolor de cabeza) y la causa (vértebras cervicales). Cuando tenemos toda la información, podemos establecer un proceso de trabajo.

Este método enseña a través del cuerpo y pide la participación activa de la persona que inicia el proceso.

La quiropraxia en animales

Sabemos que en los animales muchas veces rigen los mismo procesos energéticos que en los seres humanos. Es por eso que existen muchas

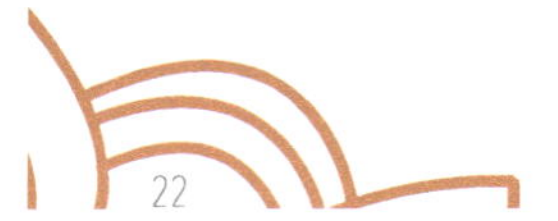

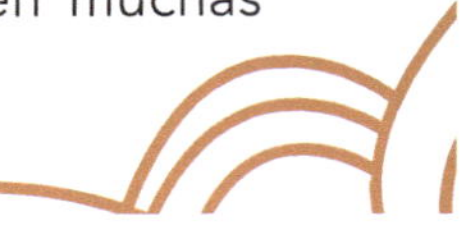

disciplinas y aplicaciones que tienen su origen en la experiencia humana, y que son a la vez utilizadas en los animales. Y la inversa: experiencias con animales que sirven a la salud humana.

En los animales, también se tienen en cuenta sus procesos de bienestar y malestar, como podemos saberlo por el desarrollo que han alcanzado estos temas:

- convivencia humana – animal
- los animales y sus derechos
- la comunicación mutua
- la conducta animal
- la tenencia responsable
- el humor animal
- la veterinaria y su relación con la quiropraxia
- las mascotas y los remedios naturales
- los animales como terapia
- la acupuntura veterinaria
- el estudio del maltrato animal
- el perfil psicológico del maltratador
- el espectáculo animal
- la experimentación y cría masiva

Por todas estas razones, la quiropraxia también puede ser aplicada en animales, siempre con la supervisión de personas capacitadas (aunque no es un tema que podamos desarrollar en este volumen). Sólo podemos decir que existen características de la quiropraxia en animales, y que se asemeja en mucho a los postulados generales que hemos visto sobre nuestra disciplina. Además, acercaremos algunas experiencias (sus relatos) que nos ayudan a comprender esto.

La quiropraxia en animales tiene una fundamentación sólida, pues esta disciplina, teóricamente,

se puede realizar en cualquier animal vertebrado, dada la importancia central que hemos visto que tiene la zona de la columna vertebral. No obstante, si hablamos de quiropraxia en animales, por lógica, se práctica más en animales domésticos, especialmente en los de compañía, como son perros, gatos y caballos.

Lo que podemos encontrar en estos animales son problemas de:

- desplazamientos de vértebras cervicales
- torácicas
- lumbares
- cadera
- hombros
- rodilla
- rótula
- carpos
- tarsos

¿Qué siente un animal supuestamente después de una sesión de quiropraxia?

Sólo podemos hablar de lo que suponemos, pues estamos en un terreno de hipótesis. Se trata de aquello que a los especialistas les ha parecido interpretar que siente el animal, o que creen que siente un animal durante o después de una sesión de quiropraxia. Esto es así porque está claro que es toda una experiencia novedosa esta que comentamos. Hay especialistas que se han aventurado a aplicar los estudios, prácticas y postulados de la disciplina quiropráctica, y basándose en esas teorías y prácticas que hemos comentado anteriormente, lo han aplicado con adaptaciones, a los animales.

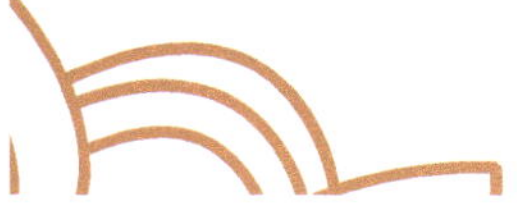
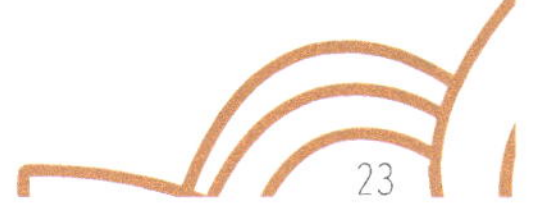

La propia experiencia y estudios son aplicados de esa manera, utilizando muchas veces la propia vivencia que se ha sentido en la propia carne cuando se hacen unos ajustes en las vértebras. Es decir que experiencia propia y estudio confluyen para la aplicación quiropráctica en animales.

El efecto después de una primera sesión de quiropraxia en la experiencia personal suele ser muy agradable, ya que la sensación es de que toda la espalda está más suelta y se siente como que la carne estaba, pero no estaba unida a la columna vertebral. De esta sensación, se puede suponer la hipótesis de qué es lo que siente un animal. Hay algunas experiencias de quiropraxia en caballos. Se pueden observar varias cosas al mismo tiempo. Especialistas citan que una de esas cuestiones es que cuando el ajuste quiropráctico es correcto, el caballo mueve su boca como si mascase chicle, y esto es un síntoma de placer y de sentir una sensación muy agradable (lo confirman estudiosos de la conducta animal).

Si el animal se sentía muy bloqueado e incómodo, al sentir que su vértebra vuelve a tener una posición adecuada y las estructuras ligamentosas dejan de tener tensión y dolor, su cuello se relaja, baja la cabeza y pone una mirada placentera.

Una especialista en estos temas dice: "No hace mucho tuve un caso en una yegua joven, que al pasearla después del ajuste quiropráctico, comenzó a caminar de la mano con su entrenador y su paso cada vez era más alegre, y su cuerpo expresaba algo así como: 'qué bien me siento, qué suelta que voy, mmm, qué soltura la mía'. Y su paso cada vez era más ligero y flotante y en la última vuelta dio un saltito de alegría primero y luego un salto enorme. Fue la viva expresión de cómo se puede sentir un cuerpo después de una sesión de quiropraxia. Pero no siempre es así de bonito, a veces, si las lesiones son crónicas, no se ajustan tan fácilmente y no todo es tan sencillo, ya que todas las estructuras que rodean a la articulación o están relacionadas con ellas tienen unas alteraciones, y se necesitarían varias sesiones para arreglar el problema, si es que es arreglable con quiropraxia".

Otro de los problemas con que nos podemos encontrar en este campo, y que sin dudas nos permite aprender sobre la quiropraxia en general, es que la causa que originó esa subluxación (por ejemplo, en el caso relatado) no se elimine. Y así, si la causa continúa, el problema volverá a aparecer, como es el caso de un mal trabajo, o unas malas posturas de trabajo. Por ejemplo, esto puede suceder en caso de los caballos, respecto de una mala silla de montar, unos arreos inadecuados o un trabajo que sea inadecuado para ese animal en concreto.

No hemos de olvidar que la quiropraxia no arregla fracturas ni artrosis, sí subluxaciones, desplazamientos o descolocación fuera de lugar de una articulación. Esta es una enseñanza general, no sólo referida a quiropraxia en animales.

Quedarían, al respecto, muchas cosas por decir, pero no es fácil explicar toda la patología y los desequilibrios que relaciona una subluxación, desajuste o mala alineación de una articulación, a pesar de que es muy importante.